CONTRIBUTION A L'ÉTUDE

DES

LUXATIONS SOUS-ÉPINEUSES

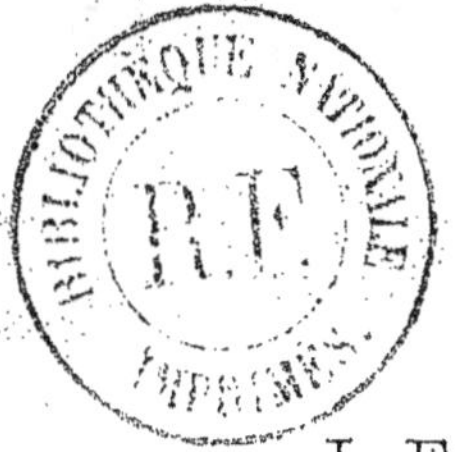

PAR

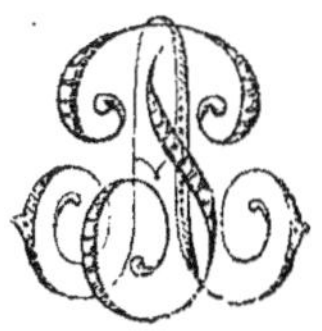

J. Ferdinand RENAULT,

Docteur en médecine de la Faculté de Paris,
Ex-interne des hôpitaux de Poitiers,
Lauréat (bis) de l'Ecole de médecine de cette ville,
Ancien externe des hôpitaux de Paris.

PARIS

A. PARENT, IMPRIMEUR DE LA FACULTÉ DE MÉDECINE

29-31, RUE MONSIEUR-LE-PRINCE, 29-31

1877

CONTRIBUTION A L'ÉTUDE

DES

LUXATIONS SOUS-ÉPINEUSES

PAR

J. Ferdinand RENAULT,

Docteur en médecine de la Faculté de Paris,
Ex-interne des hôpitaux de Poitiers,
Lauréat (bis) de l'Ecole de médecine de cette ville,
Ancien externe des hôpitaux de Paris.

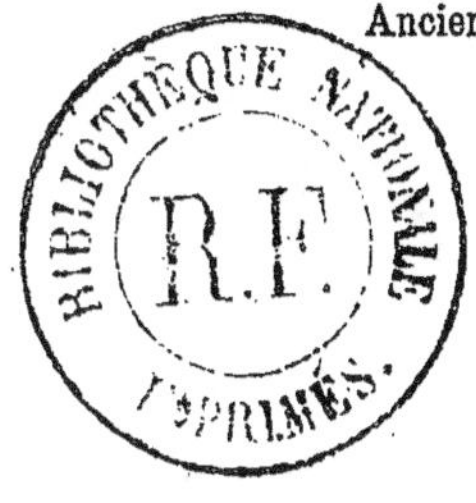

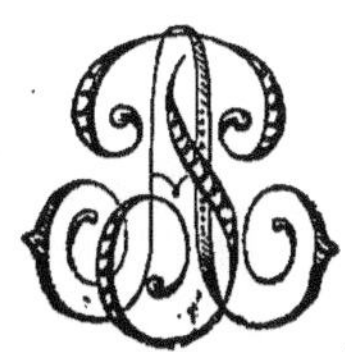

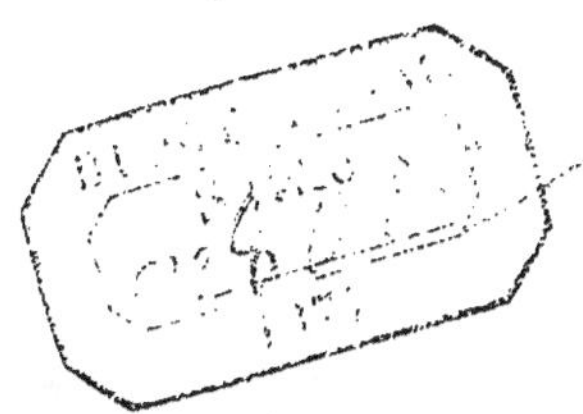

PARIS

A. PARENT, IMPRIMEUR DE LA FACULTÉ DE MÉDECINE
29-31, RUE MONSIEUR-LE-PRINCE, 29-31

—

1877

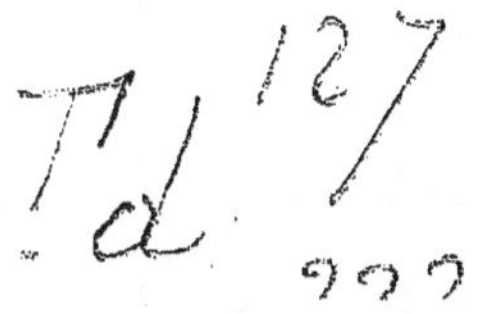

A MON PÈRE, A MA MÈRE

A MM. LES Drs DELAUNAY ET CHÉDEVERGNE
Professeurs à l'École de médecine de Poitiers.

Témoignage de ma profonde reconnaissance et de mon
respectueux attachement.

A MES AMIS

CONTRIBUTION A L'ÉTUDE

DES

LUXATIONS SOUS-ÉPINEUSES

AVANT-PROPOS.

De toutes les luxations de l'articulation scapulo-humérale, la luxation sous-épineuse est de beaucoup la plus rare. Niée par quelques auteurs, méconnue quelquefois et confondue avec de simples entorses, elle a été néanmoins assez souvent observée aujourd'hui pour qu'il ne soit plus permis de mettre en doute son existence.

J. L. Petit, Desault parlent à peine des luxations sous-épineuses : J. L. Petit, dans la classification des uxations, dit simplement :

« Le bras peut être luxé en dehors de la côte inférieure de l'omoplate sous l'épine. »

Boyer en rapporte brièvement un exemple.

On en trouve quelques observations dans Astley Cooper, Malgaigne, Velpeau, Sedillot.

M. Desprès publia un cas de luxation sous-épineuse dans la *Gazette des hôpitaux* (mars 1865). M. Tillaux en observa un autre à l'hôpital Saint-Antoine en 1867.

Enfin dernièrement, à l'hôpital Lariboisière, dans le service de M. Tillaux il se présenta un exemple très-intéressant de ce genre de luxation.

C'est cette dernière observation qui nous a inspiré l'idée d'essayer de contribuer dans l'humble mesure de nos forces à l'étude des luxations sous-épineuses. Nons réclamons de nos juges toute leur indulgence, comptant bien plutôt sur leur bien veillance que sur leur appréciation rigoureuse de notre travail.

OBSERVATIONS.

Dans son Traité des fractures et des luxations (p. 569. article *Luxations humérales congénitales*), Malgaigne parle d'une luxation sous-épineuse réduite par M. Gaillard.

Obs. I. — C'était sur une jeune fille de 16 ans. Peu de jours après sa naissance, (et cela laisse encore un certain doute), on s'était aperçu qu'elle avait le bras gauche déformé et le coude écarté du corps : plus tard le bras se refusait à presque tous les mouvements ; les médecins dirent qu'il prendrait de la force en s'exerçant, et à 4 ans seulement la luxation fut reconnue. Mais alors on recula devant la réduc-

tion, et la jeune fille atteignit ainsi l'âge de 16 ans. Alors
M. Gaillard constata que la tête humérale occupait la fosse
sous-épineuse, « à peu près à égale distance des deux extré-
mités de l'épine de l'omoplate. » L'omoplate et la clavicule
avaient subi un arrêt de développement : le bras paraissait
amaigri et raccourci de 4 centimètres. L'avant-bras bien développé ne pouvait ni s'étendre complètement ni se porter
en supination. Malgré ces circonstances défavorables,
M. Gaillard tenta la réduction : quatre fois dans un espace
de 8 jours, il soumit le bras à une traction horizontale effec-
tuée par un poids de 16 livres, continuée de 20 à 25 minutes,
et qu'il accroissait de temps à autre en joignant ses efforts
à ceux du poids. A la quatrième séance, après un quart
d'heure de traction, on vit la tête glisser sur l'omoplate dans
l'étendue d'un pouce et demi environ, et arriver dans sa
cavité où un mouvement de bascule acheva de la replacer.
Elle en ressortit presque aussitôt ; le lendemain on la réduisit de nouveau et on la maintint une heure en place. Dix
jours après, nouvelle réduction qui fut cette fois définitive et
le bras fut fixé à l'aide d'un bandage approprié. Il y eut des
douleurs et même un gonflement inflammatoire qui revint à
plusieurs reprises, mais sans gravité, et à l'aide d'exercices
ménagés, deux ans après la réduction, le bras avait gagné en
longueur 13 millim. Le malade pouvait le porter en dedans,
en dehors, en avant, en arrière, et l'on avait l'espoir d'arriver à une guérison complète et définitive.

Malgaigne rapporte encore le fait suivant, inté-
ressant au point de vue de l'étiologie :

Obs. II. — Un jeune homme de 17 ans avait eu vers l'âge
de 4 ans des convulsions violentes qui lui avaient laissé le
bras droit plus faible et moins nourri que l'autre ; toutefois,

il ne laissait pas de s'en servir, lorsqu'à l'âge de 12 ans il s'aperçut que l'épaule se déformait en certains mouvements et cet état de choses durait depuis cinq ans lorsqu'il vint consulter Dupuytren. Le relâchement de la capsule était manifeste ; si l'on portait le coude en haut, en dedans et en avant, la tête de l'humérus fuyait en arrière où elle soulevait les faisceaux postérieurs du deltoïde tandis que les faisceaux antérieurs s'affaissaient aplatis sur la cavité glénoïde. Le malade lui-même reproduisait le déplacement dans deux sortes de mouvements : ou bien en exerçant de fortes tractions, avec le bras rapproché de la poitrine, ou bien en prenant avec la main malade un point d'appui sur l'épaule saine et élevant avec effort l'épaule malade, comme pour supporter un fardeau. On voyait alors les fibres antérieurs du deltoïde se contracter et former au devant de l'épaule une tumeur dure assez apparente, tandis que les fibres postérieurs plus rares étaient distendues et soulevées par la tête humérale. Dans tous les cas il suffisait de laisser pendre le membre abandonné à son propre poids pour que la tête revint à sa place. (Empruntée par Malgaigne à la thèse inaugurale de Lacombe, 1848. Observ. VI.)

Nous avons recueilli les quatre observations suivantes dans la traduction des œuvres chirurgicales d'Astley Cooper, par M. Chassaignac et Richelot, pages 106 et suivantes.

Obs. III (101, d'Astley Cooper, communiquée par J. Toulmin.) M. Collinson, âgé de 36 ans d'une taille de 6 pieds, et d'une force musculaire peu commune, montant un cheval qui s'abattit, fut jeté par-dessus la tête de cet animal. Dans cette chute il se fit une luxation de l'humérus en arrière. S'étant adressé à un chirurgien de Windsor qui ne reconnut point la luxation, il revint chez lui en chaise de poste où

MM. Hacon et Toulmin le virent. L'épaule avait perdu sa
rondeur naturelle ; les mouvements du bras en haut et en bas
étaient très-libres, mais ceux en avant ou en arrière étaient
très-limités. En plaçant le bras à angle droit avec le tronc,
on voyait évidemment que ce membre était sur un plan postérieur à la cavité glénoïde ; en plaçant la main sur la face
postérieure du scapulum et en faisant tourner le bras on,
sentait la tête de l'humérus qui obéissait à ce mouvement.
Pour réduire cette luxation, on fit la contre-extension et l'on
maintint autant que possible, au moyen d'une large serviette,
la partie du scapulum qui n'était pas occupée par la tête de
l'humérus. Une extension graduelle du membre fut pratiquée
directement en dehors, et alors, le bras étant porté lentement
en avant, on entendit la tête de l'os rentrer avec bruit dans
sa cavité. L'extension ne dura pas plus de deux ou trois
minutes. Toutes les fonctions du membre étaient rétablies
au bout d'un mois.

Obs. IV. (102, d'Astley Cooper, communiquée par M. Coley). — Le 17 juin 1820, Thomas Alding, conduisant un
veau au moyen d'une corde attachée à la jambe de cet animal, fut renversé par lui. Voici quels étaient les symptômes de la luxation : il y avait une excavation au-dessous
de l'acromion ; la peau était plissée dans le même point ; le
bras était en contact avec la partie latérale du tronc ; l'avant-
bras était tourné en dedans et croisait le tronc obliquement
en avant. Sur la face postérieure de l'omoplate et immédiatement au-dessous de l'épine de cet os, existait une tumeur
présentant le volume d'une orange. Pour obtenir la réduction, je mis l'avant-bras dans une supination aussi pro-
noncée que possible, portant en même temps tout le bras en
haut, de manière à ce que la main se trouvât dirigée parallèlement à la colonne vertébrale et aussi haut qu'il était
possible de l'élever au-dessus de la tête. Je parvins ainsi à faire

Renault.   2

tourner la tête de l'humérus en bas et en dedans jusqu'à ce qu'elle reposât sur le bord antérieur du scapulum et qu'on la sentit en partie dans l'aisselle. L'ayant ainsi ramenée autant que possible dans une position semblable à celle de la luxation en bas, je portai avec soin ן eqras et l'avant-bras en bas et en arrière, dans une direction horizontale, en maintenant la tête de l'humérus dans la même position pendant tout le temps. Alors l'extension étant facile, j'appuyai la main avec force sur l'acromion et l'os fut facilement réduit. Le mouvement de rotation fut très-douloureux, et au moment où la tête de l'os franchissait le rebord de la cavité glénoïde, le malade éprouva une vive douleur et un bruit particulier se fit entendre.

Obs. V. (103, d'Astley Cooper, communiquée par M. Coley). — Jenkins, âgé de 14 ans, fut jeté contre un arbre par un cheval emporté ; l'humérus fut luxé en arrière. La tumeur produite par la tête de l'os se voyait dans la direction de l'épine du scapulum, et débordait en partie le niveau de cette éminence.

L'apophyse acromion était très-saillante ; au-dessous de cette apophyse, les téguments étaient plissés et présentaient une excavation. Je plaçai le bras dans l'extension et je lui fis exécuter un mouvement de rotation en dehors ; puis l'élevant aussi haut que possible je portai la tête de l'os déplacé vers l'aisselle ; alors retenant l'os dans cette position et ayant donné avec précaution au membre la position horizontale, je fis l'extension, aidé d'un autre chirurgien, et la réduction s'opéra facilement.

Obs. VI. (104, d'Astley Cooper, communiquée par M. Perry.) — Un homme tomba de dessus l'impériale d'une voiture publique ; le sommet de l'épaule gauche heurta contre une pierre qui faisait saillie. Il n'éprouva qu'une douleur peu vive ; mais ne pouvant plus se servir de son bras il vint immédiatement à l'hôpital. La tête de l'humérus était portée sur la face postérieure de l'omoplate, où elle formait une saillie considérable derrière la cavité glénoïde et immédiatement au-dessous de l'épine de cet os. L'excavation située au-dessous de l'acromion, n'était pas aussi marquée que dans la luxation dans l'aisselle. Le bras était étroitement appliqué contre le corps et légèrement tourné en avant. Les mouvements étaient libres en avant et en arrière, mais le membre ne pouvait être élevé et porté au devant de la poitrine qu'avec beaucoup de peine. La réduction fut facilement obtenue de la manière suivante : l'omoplate étant fixée, l'extension fut pratiquée au moyen d'un lac placé autour du coude et maintenu pendant trois minutes ; alors voyant que la tête de l'os n'avait aucune tendance à rentrer dans sa cavité, quoi qu'elle fût déjà en contact avec la partie inférieure et postérieure de son rebord, je me servis de ma main droite appliquée dans l'aisselle, comme point d'appui, et saisissant le coude avec ma main gauche, je parvins promptement à faire glisser la tête de l'humérus dans sa cavité articulaire.

Dans le même ouvrage MM. Chassaignac et Richelot publient en notes ces deux cas suivants :

Obs. VII. (*London Medical Gazette*, juillet 1833.) — Une femme âgée de 49 ans, peu robuste, cherchait à atteindre une boîte placée dans un lieu élevé, et avait par conséquent le bras en avant et en haut, lorsque cette boîte glissa tout à coup sur la main qui se disposait à la retenir et tomba à terre : la malade sentit son bras droit se relâcher et retomber sans force parallèlement au tronc. Elle entra à l'hôpital de Middlesex le 4 juin 1833. La luxation était évidente, la tête de l'humérus formait une tumeur distincte dans la fosse

sous-épineuse ; en avant, au-dessous de l'acromion était
une dépression : le bras était pendant le long du corps
comme celui du côté opposé et n'offrait point la direction en
avant et en dehors qui est mise au nombre des symptômes
de cette luxation par quelques chirurgiens. On pouvait imprimer des mouvements de rotation sensibles à la vue à la
tête déplacée. Pour obtenir la réduction, on fit asseoir la
malade par terre, le côté gauche appuyant contre un mur dans
lequel était fixé un anneau à la hauteur de son épaule ; le
bandage destiné à maintenir immobiles le tronc et le scapulum était fixé à cet anneau. Deux aides saisissant les extré-
mités d'un drap placé autour de l'extrémité inférieure du
bras, pratiquèrent une extension dirigée en dehors, en avant
et un peu en haut. Le chirurgien placé derrière la malade
empêcha le scapulum de se porter en avant ; lorsque cette
extension eut été soutenue pendant quelque temps, une traction plus énergique fit rentrer la tête de l'humérus dans sa
cavité avec bruit.

Obs. VIII. (*London medical Gazette*, octobre 1833.) — Cathe-
rine Stacey, âgée de 74 ans, entra à l'hôpital de Middlesex
le 29 septembre 1833, pour une lésion du bras droit, causée
par une chute qu'elle venait de faire une demi-heure aupa-
ravant sur la parte antérieure de l'épaule. Elle n'éprouvait
aucune douleur, mais tous les mouvements du bras étaient
impossibles. La luxation fut facile à diagnostiquer. La tête
de l'humérus était visible dans la fosse sous-épineuse où on
pouvait lui imprimer des mouvements de rotation. A la face
antérieure du bras, sous l'acromion, il y avait une dépression très-marquée, le bras pendait le long du tronc et n'était
dirigé ni en avant, ni en arrière. La réduction fut obtenue
avec beaucoup de facilité.

Velpeau, en discutant la question des luxations

incomplètes de l'humérus, cite deux exemples de luxation sous-épineuses incomplètes.

Obs. IX. — Un mécanicien, âgé de 41 ans, vint me consulter pour une maladie qu'il portait à l'épaule droite depuis dix à onze mois. Le mal était survenu brusquement dans une rixe. Quelques praticiens crurent à une fracture, d'autres à une luxation. Un chirurgien célèbre de Paris affirma au dire du blessé qu'il n'y avait qu'une entorse ou une violente contusion. Divers appareils, beaucoup de topiques avaient été appliqués sans succès. Le bras d'un demi-pouce plus long que celui du côté opposé était immobile le long du thorax et le coude un peu incliné en avant et en dedans. La tête de l'humérus dépassait de 6 à 8 lignes le bord postérieur ou sous-épineux de l'acromion et ne faisait aucune saillie du côté de l'apophyse coracoïde.

L'aiselle était libre, et le grand pectoral ainsi que la portion interne du deltoïde fort déprimés. Nul engorgement, nulle trace d'inflammation. Une sorte de demi-ankylose semblait s'être établie entre le col anatomique ou la tête de l'humérus et la cavité glénoïde. Le malade ne souffrait pas si on laissait son bras en repos, mais il se plaignait de douleurs assez vives dès qu'on essayait de lui imprimer quelques mouvements. Je dianostiquai une luxation incomplète en dehors, avec adhésion de quelques points des parties déplacées.

D'après cette pensée, je prévins le malade qu'en essayant de réduire la luxation dont il était affecté on réussirait peut-être, mais que peut-être aussi on aggraverait son état... Ce malade s'adressa plus tard à M. Sédillot qui l'a guéri au moyen d'un appareil très-ingénieux, après 13 mois de maladie. (Voir plus loin, ob. XI.)

Obs. X. — Un homme âgé de 50 ans, grand, un peu maigre, sujet à des douleurs rhumatismales, quoique d'une bonne santé habituelle, tomba en montant un escalier sur le coude gauche et le devant de la poitrine. Ne pouvant remuer son bras et souffrant de l'épaule, il se fit admettre le lendemain à l'hôpital de la Pitié dans le service de M. Andral, qui après avoir prescrit des cataplasmes et d'autres topiques adoucissants, l'envoya dans ma division au bout de trois jours. Le membre offrait exactement les mêmes symptômes anatomiques que dans l'observation précédente : mouvements volontaires impossibles, mouvements communiqués très-bornés et fort douloureux ; allongement de 8 lignes au bras, dépression sur le devant et en dedans de l'acromion, légère saillie de la tête humérale en arrière. Seulement le malade ressentait une douleur permanente dans toute l'épaule, douleur qu'il rapportait à son *rhumatisme* et qui pouvait faire craindre une arthrite.

Croyant à une luxation incomplète, je résolus d'en tenter aussitôt la réduction ; on fit asseoir la malade sur une chaise, un aide placé derrière lui embrassa l'épaule des deux mains, en avant et en arrière, comme pour faire la contre-extension. Ayant saisi le bras au-dessus du coude avec la main droite et l'avant-bras démi-fléchi avec la main gauche, je soulevai le tout, en tirant un peu comme pour faire basculer la tête de l'humérus de haut en bas et d'arrière en avant.

Le déplacement disparut brusquement avec bruit, avant que j'eusse élevé le coude au niveau de la ligne horizontale et sous le simple effort de mes mains. Dès lors, plus de difformité ni de douleurs. Les mouvements de l'articulation se rétablirent aussitôt, et le malade étant guéri sortit de l'hôpital quinze jours plus tard.

Nous avons recueilli ces deux observations dans les *Archives générales de médecine*, t. XIV, page 272 et 274. Dans les deux il y a bien luxation sous-épineuse et luxation incomplète; en effet, dans la première, celle qui a trait à un ouvrier mécanicien blessé à la suite d'une rixe, la tête de l'humérus dépassait de 6 à 8 lignes le bord postérieur de l'acromion où on ne la peut sentir à l'état normal, et de plus elle ne faisait pas de saillie du côté de l'apophyse coracoïde où elle en fait une habituellement.

Dans la seconde, l'allongement de 8 lignes au bras, la dépression sur le devant et en dedans de l'acromion, la saillie en arrière de la tête humérale ne permettent pas de mettre en doute la luxation sous-épineuse.

Dans les considérations dont il fait suivre ces deux observations, Velpeau voulant démontrer que toutes les deux étaient incomplètes, invoque pour la seconde la facilité de la réduction et pour la première, répondant à Sédillot, il se fonde sur certains caractères observés avant la réduction :

« Si la luxation eût été complète, la tête de l'humérus se fût trouvé à plus d'un pouce en arrière du sommet de l'acromion et elle n'en était qu'à quelques lignes ; la cavité glénoïde eût été complètement vide et elle l'était si peu qu'on pouvait confondre jusqu'à un certain point la dépression deltoïdienne avec celle qui résulte d'une fracture du col chirurgical de l'os du bras. Le coude eût été entraîné jusqu'au niveau des cartilages costaux et il n'était que légèrement incliné en dedans et en avant. Enfin la fosse sous-épineuse eût été occupée presque en entier par la tumeur et elle n'en était en quelque sorte que bordée en avant. »

Obs. XI. — Dans un mémoire, lu à l'Académie des Sciences en 1834, M. Sédillot donna connaissance du cas suivant :

Gautherot, âgé de 41 ans, sujet bien portant et fort, se luxa l'os du bras dans une lutte à laquelle avait donné lieu une hallucination, qui le faisait se jeter sur les personnes qui l'entouraient lorsqu'il avait fait une rêve pénible. Un médecin appelé d'abord croit à une fracture de l'omoplate : application du bandage de Desault pour la fracture de la clavicule.

Le bandage reste appliqué cinq semaines; abolissement de tous les mouvements du membre, vives douleurs aux moindres tentatives de flexion et d'élévation : frictions, embrocations et mouvements communiqués.

Voici quels étaient au bout de cinq mois et après un amaigrissement du membre, les signes de la luxation :

Le relief du moignon de l'épaule avait disparu; les bords de l'acromion se dessinaient nettement sous la peau en avant et en dehors, et enfonçant le doigt au-dessous de ces bords on trouvait une dépression profonde répondant à la cavité glénoïde quand la pression était plus forte, l'acromion devenait tellement saillant qu'il dépassait de plus d'un demi-pouce l'enfoncement produit au-dessous de lui.

Toute la face antérieure de l'épaule était aplatie et déprimée; aucune saillie, aucune résistance n'indiquait dans cette région la présence de la tête humérale; le doigt sentait à travers les téguments le bord interne de la cavité glénoïde : la luxation n'avait donc pas lieu en dedans.

En portant la main directement en haut dans le creux de l'aisselle, on ne rencontrait pas la tête de l'humérus et l'on

distinguait l'extrémité inférieure de la cavité glénoïde. Le
bord antérieur de l'espace axillaire était beaucoup plus incliné en arrière que dans l'état normal, ce qui dépendait
nécessairement de la position de l'humérus, entraînant après
lui les muscles deltoïde et grand pectoral.

La face postérieure de l'omoplate offrait au-dessous de la
moitié externe de l'épine une éminence arrondie, dépassant
en arrière l'épine de plus d'un pouce et se continuant mani-
festement dans la direction du bras. Celui-ci, très-incliné de
haut en bas et d'arrière en avant, croisait obliquement la
direction verticale du corps. En imprimant au membre de
légers efforts de rotation, on les voyait se répéter dans la
fosse sous-épineuse et l'on sentait sous la main appuyée sur
la saillie indiquée la tête de l'humérus qui jouait un peu
sous les téguments et laissait même entendre un bruit de
frottement très-distinct. Le bras mesuré du sommet de
l'olécrâne au bord externe de l'acromion était d'un pouce
plus long que celui du côté opposé; la distance du rachis au
bord externe de l'épaule était diminué. Ce membre, vu de
côté, semblait dirigé en haut vers le dos, et en portant le
coude en arrière, on exagérait la dépression offerte par le
grand pectoral et les faisceaux antérieurs deltoïdiens qui
étaient allongés et aplatis sur la cavité glénoïde; le sillon
qui indique la limite de ces deux muscles était plus profond
et plus marqué.

Les mouvements de supination de la main étaient rendus
impossibles par suite de la fixation de l'humérus dans une
forte rotation en dedans; le plus haut degré de supination
du radius parvenait seulement à placer de champ la paume
de la main, tandis que les mouvements de pronation sem-
blaient exagérés. Tout le membre était amaigri, d'un tiers
moins gros que celui du côté gauche; habituellement froid.
Le malade ne pouvait s'en servir, à peine pouvait-il tracer

quelques mots et il élevait difficilement la main jusqu'au menton.

Après avoir essayé des moyens ordinaires de réduction, M. Sédillot fut obligé d'employer un appareil spécial, dans la description duquel nous ne pouvons pas entrer, mais qui se composait essentiellement de trois pièces :

1° Une première pièce servant à la contre-extension était destinée à soutenir et à fixer l'épaule.

2° La seconde, bandage acromial, devait encore servir à assugettir l'acromion.

3° La troisième pièce, ou brachiale, était destiné à l'extension.

Même en se servant de cet appareil M. Sédillot ne parvint qu'après deux tentatives à réduire la luxation.

Comme traitement « on plaça un coussin dans l'aisselle ; des compresses graduées remplirent la fosse sous-épineuse. Le coude fut porté en haut et en arrière, au moyen d'un bandage en huit de chiffre terminé par des circulaires autour de la poitrine. Une écharpe fixée par des points de suture compléta le pansement et le malade retourna chez lui sans éprouver de douleur ni de faiblesse. »

Obs. XII. — Un charretier, âgé de 62 ans, étant tombé à la renverse la roue de sa voiture, chargée de plus de 3,500 kilogr. lui passa obliquement sur le côté droit du thorax et sur la face. De là des désordres effroyables ; la paroi antérieure de l'aisselle présentait un gonflement énorme avec sonorité, gargouillement, et une crépitation osseuse annonçant la fracture de plusieurs côtes. Mêmes phénomènes en arrière avec une crépitation qu'il indiquait une fracture de l'omoplate. Toutefois à travers le gonflement on pouvait reconnaître l'acromion proéminent avec une dépression au-dessous et la tête humérale était projetée en arrière assez loin de l'acromion. Le bras était dans la rotation en dedans, du reste tellement mobile qu'il gardait toutes les positions, et la luxation facile à reduire se reproduisait au moindre mouvement qui portait le coude en avant et le bras dans la rotation en dedans. Le malade succomba trente heures après. La dissection montra six côtes fracturées, d'autres fractures occupant la fosse sous-épineuse de l'omoplate et le quart interne de son épine, les muscles intercostaux correspondants, le deltoïde, le grand pectoral, le grand et le petit rond déchirés et broyés ; et enfin la capsule presque entièrement déchirée. La tête luxée, lorsqu'on abaissait le bras, allait se placer dans la portion la plus externe de la fosse sous-épineuse, immédiatement au-dessous de l'épine scapulaire, le trochin au niveau du rebord glénoïdien.

A part ces énormes complications, on voit pourtant que la luxation sous-épineuse pourrait se montrer sur le vivant avec des symptômes fort rapprochés de ceux de la luxation sous-acromiale, sauf les rapports de la tête avec l'épine scapulaire. Mais elle peut aussi affecter des phénomènes tout différents comme on le verra dans l'observations suivante due à M. Desclaux.

Obs. XIII. (Rapportée par M. Desclaux. *Revue médicale*, 1850, t. 1, p. 285.) — Un individu tomba du haut d'une charrette de foin qui versa, et il fut lancé à une assez grande distance. Du reste, aucun autre détail sur les circonstances de la chute. Quand M. Desclaux le vit, son attitude était caractéristique : le bras droit était placé horizontalement au devant de la partie supérieure et antérieure de la poitrine, et comme le blessé souffrait dès qu'il essayait de l'abaisser, il tenait la main appliquée sur le sommet de la tête, pour aider à le supporter. Il y avait un creux manifeste sous la clavicule à son extrémité externe, et une saillie du bord de l'acromion, enfin, la tête faisait une grosse tumeur dans la fosse sous-épineuse. La réduction fut aisément obtenue en tirant sur le bras dans la nouvelle direction.

J'ai imité cette luxation sur le cadavre, ajoute Malgaigne, et quoique l'exposé des symptômes laisse à désirer, je crois que dans ce cas la tête avait franchi l'angle postérieur de l'acromion. La position étrange du bras tenait sans doute à la tension de quelque partie de la capsule, mais pour en dire davantage, il convient d'attendre quelques observations étudiées d'un peu plus près. (Malgaigne, Traité des fractures et des luxations. Pages 541 et suivantes. T. II.)

Obs. XIV. (M. Desprès, *Gazette des hôpitaux*, 18 mars 1865.) — A l'hôpital Lariboisière, salle Saint-Louis, dans le service de M. A. Richard, que nous remplaçons en ce moment, un malade atteint de luxation de l'épaule s'est présenté le 23 février dernier. La variété de la luxation, la cause qui l'avait produite et son diagnostic présentent l'intérêt qui ne manque pas de s'attacher aux faits que l'on ne voit pas communément.

Un charretier, âgé de 42 ans, s'était luxé l'épaule gauche dans les conditions suivantes : il dételait son cheval et lui enlevait un de ces lourds colliers en bois que portent les chevaux des voitures de pierres. (Ces colliers pèsent environ 30 à 40 livres.) Le malade avait le bras passé dans l'encolure du collier, lorsque le cheval se relevant brusquement entraîna le charretier; celui-ci a perdu l'équilibre et est tombé en avant. Le collier en portant sur le sol s'est placé à plat et la branche du collier est restée entre le bras et le tronc. Le bras au dire du malade s'est alors trouvé porté fortement en dedans devant la poitrine.

Lorsque le malade s'est relevé, il a souffert beaucoup, mais espérant que la douleur passerait, il n'a rien fait et c'est seulement au bout de trois jours que ne pouvant plus se servir de son bras il est entré à l'hôpital. Le 23 février, le malade présentait les signes suivants :

Le bras était rapproché du tronc, l'avant-bras était fléchi et en pronation. Le moignon de l'épaule ne présentait pas de gonflement; l'épaule semblait un peu saillante, et les muscles contractés se dessinaient assez bien sous la peau. Les mouvements d'abduction, d'élévation du bras en avant et en dehors ne pouvaient être exécutés par le malade, malgré des tentatives qu'il faisait avec assez de courage.

L'exploration de l'épaule permettait de constater un aplatissement de l'épaule en avant; la possibilité de sentir l'apophyse coracoïde presque en entier; une dépression audessous de la saillie de la voûte acromio-coracoïdienne en avant; une tumeur dure située en arrière au dessous de l'acromion et de la partie externe de l'épine de l'omoplate.

Les mouvements communiqués étaient impossibles; cependant, dans les moments où le malade se contractait le moins, on pouvait faire exécuter à l'humérus quelques mouvements de rotation, et en profitant de ce mouvement pour constater les caractèree de la tumeur saillante en arrière de l'épaule, il était facile de reconnaître que la tumeur subissait un mouvement de rotation.

Le diagnostic a été fondé sur la position du membre dans l'adduction et la rotation légère en avant; sur la dépression sous-acromiale à la partie antérieure et sur la présence de la tête humérale au-dessus de l'acromion et de l'épine de l'omoplate. Ce dernier signe surtout était caractéristique en comparant l'état des deux épaules. En effet, normalement, on sent en arrière de l'épaule une dépression au dessous de l'épine de l'omoplate et de l'acromion. La différence entre l'épaule saine et l'épaule luxée était très-marquée. Les variations de la longueur du bras n'ont pas été mesurées. Ces signes ne paraissaient pas nécessaires au diagnostic.

Le malade couché dans son lit a été chloroformé jusqu'à

résolution complète, et des tractions exercées par un aide ont été faites sur l'avant-bras étendu dans une direction parallèle à l'axe du corps ; une contre-extension était produite au moyen d'une alèze passée en cravate sous l'aisselle. Le chirurgien tirait le bras en dehors pour l'écarter du tronc. La luxation s'est réduite en faisant entendre un bruit de rottement plus long que ne l'est d'habitude le choc qui accompagne la réduction des luxations.

Cela peut être attribué sans doute à ce que l'avant-bras étant dans l'extension, le biceps était tiré et que le tendon de sa longue portion formant une corde sous laquelle la tête devait s'engager pour reprendre sa place, la réduction se serait faite alors lentement et progressivement. (Extrait de la *Gazette des hôpitaux*, 18 mars 1865.)

Nous devons l'observation suivante à M. Tillaux et nous le prions de vouloir bien recevoir tous nos remerciements pour l'obligeance avec laquelle il nous a communiqué les notes prises par lui sur le malade en 1867.

Obs. XV. — En 1867, on amena à M. le Dr Tillaux, alors chirurgien à l'hôpital Saint-Antoine, un jeune homme de 24 ans, ouvrier mécanicien, qui ayant eu le bras droit pris dans un engrenage, fut entraîné plusieurs fois autour d'un volant.

Lorsque M. Tillaux l'examina, il constata un arrachement à peu près complet du bras à la partie moyenne ; l'humérus était fracturé, les muscles broyés, il y avait une hémorrhagie considérable. Le malade souffrait horriblement. M. Tillaux dut faire l'amputation après avoir soumis le malade à l'action du chloroforme.

Lorsqu'il eut fait l'opération M. Tillaux, examinant l'épaule, fut frappé d'une déformation qu'il avait négligé d'observer à cause de l'obligation où il avait été, vu l'état du malade, de pratiquer immédiatement l'amputation.

Le sujet était très-maigre et il fut facile à M. Tillaux de constater les symptômes d'une luxation sous-épineuse complète : la présence de la tête humérale dans la fosse sous-épineuse ne lui laissa aucun doute à cet égard.

Le malade étant toujours sous l'influence du chloroforme, M. Tillaux en profita pour réduire la luxation en pressant sur la tête humérale avec les pouces et en prenant comme point d'appui la partie antéro-supérieure de l'épaule ; la luxation fut réduite : le malade guérit.

Passons maintenant à l'observation qui nous a inspiré l'idée de ce travail. Elle a été recueillie à l'hôpital Lariboisière par notre ami M. Artaud, élève de santé militaire, et M. Rowlatt, externe des hôpitaux. Nous ne passerons pas sans prier l'un et l'autre d'accepter nos remercîments.

Obs. XVI. — Roug, Jean, âgé de 59 ans, nettoyeur de machines, entre le 26 décembre 1876 à Lariboisière, salle Saint-Louis, n° 19, pour un phlegmon développé sous le grand pectoral. M. Tillaux, après avoir fait l'incision, aperçoit tout à côté du bord externe de l'épine de l'omoplate la tête de l'humérus qui fait saillie en arrière de l'acromion. On interroge le malade qui ne se plaignait point de cette tumeur et il raconte ce qui suit :

Un jour du mois de février 1870, il montait un escalier portant sous le bras droit (le bras souffrant) un paquet de linge; il rencontre une personne qui descend, veut l'éviter et trébuche. Il tombe en avant et se fait une luxation sous-épineuse : nous en étudierons dans un moment le mécanisme.

- Deux heures après l'accident, le malade, tenant son bras appliqué contre la poitrine, va trouver une femme qui entreprend de réduire et lui applique une bande autour du bras. Le lendemain, mécontent de son premier pansement, il se rend chez un médecin qui essaie, lui aussi, ou opère la réduction, car nous ne pouvons savoir si la luxation a été réduite, et si dans le cas où elle n'aurait pas été réduite il ne s'est point formé une pseudarthrose. Quoi qu'il en soit, cette luxation présente ceci de remarquable, qu'elle a persisté jusqu'à ce jour et qu'elle peut se produire et se réduire à volonté. Pour la produire, il n'y a qu'à mettre l'avant-bras dans la flexion sur le bras, et pour la réduire il suffit de saisir le bras et de le porter en arrière.

Pendant les six ans, qui se sont écoulés depuis le jour de l'accident, le malade a pu continuer à travailler, mais que l'on juge de ce travail par les mouvements qu'il peut faire ! L'adduction, la supination et la pronation sont il est vrai conservés ; l'extension et la flexion sont à peu près complètes, mais la circumduction, la rotation, et surtout l'élévation sont nulles et c'est ce qui explique pourquoi le malade a pu travailler en soulevant à une très-faible hauteur les instruments qu'il tenait à la main, comme il le dit lui-même.

Il nous dit aussi : Quand je travaille de la main droite, mon os étant sorti de sa cavité, j'éprouve d'abord des fourmillements dans le petit doigt et ces fourmillements se propagent ensuite aux autres doigts.

Les symptômes physiques sont les suivants: en avant, saillie de l'extrémité interne de la clavicule ; la fosse sous-claviculaire et une partie de la fosse sus-claviculaire sont effacées. Le moignon de l'épaule légèrement affaissé est rapproche de la ligne médiane. La hauteur de la paroi antérieure du creux axillaire est moindre qu'à l'état normal ; le bras n'est point amaigri.

A la région externe, on remarque un aplatissement assez

faible du moignon de l'épaule et une saillie antérieure et quadrilatère.

Par le bord externe de l'acromion, en arrière de cette saillie, se montre sous forme de tumeur arrondie la tête humérale séparée de l'acromion par un sillon très-visible.

La face supérieure de l'épaule est élargie et a la forme d'un parallélogramme. La face postérieure présente en dehors et au-dessous de l'épine de l'omoplate la tête humérale et en dedans de cette tête une forte dépression, laquelle correspond à la partie supéro-externe de la fosse sous-épineuse.

La distance de l'angle inférieur de l'omoplate au rachis est de 16 centim. du côté sain, et de 19 du côté malade, ce qui prouve que l'omoplate est deviée de la ligne médiane.

Enfin la distance qui sépare l'olécrâne du bord externe de l'acromion est de 12 millim. plus longue du côté malade que du côté sain.

ÉTIOLOGIE ET MÉCANISME.

« Un mouvement.... du bras, dit Boyer. (Maladies chirurgicales t. IV, p. 178), celui par lequel il est porté fortement vers la partie antérieure du thorax, en dirigeant la tête de l'humérus en dehors et en arrière, peut être suivie d'une luxation de ce côté et dans laquelle la tête de l'humérus se porte dans la fosse sous-épineuse. . . . .

. . . .

« En se fondant sur la seule observation on trouve que cette luxation est rigoureusement possible, mais qu'elle est la plus rare, attendu qu'on n'en peut citer que quelques exemples... Qu'il est très-pro—

bable que quelque disposition vicieuse et particu-
lière des surfaces articulaires aura favorisé le déplacement, et que le tronc ne permet qu'à peine un
mouvement du bras en devant assez étendu, pour
incliner suffisamment l'une sur l'autre les surfaces
de l'articulation.

A propos des dispositions « vicieuses et particu-
lières » pouvant favoriser le déplacement, Boyer
parle d'un cadavre sur lequel il constata une in-
clinaison singulière de la cavité glénoïde en arrière
présentant du même côté un prolongement
remarquable, de sorte que l'humérus passait facilement dans la région sous-épineuse.

Plus loin, il admet la possibilité d'une luxation
en dehors ou en arrière sous l'influence « d'une
chute sur la côte, le bras étant porté fortement en
devant et en haut, » et il attribue la rupture de la
partie externe de la capsule, et le déplacement de
l'humérus, à l'opposition de deux mouvements de
l'os du bras, appuyant sur le côté du thorax et de
l'épaule, qui, au moyen de ce point d'appui, doit
être déplacée et portée en dehors.

Boyer ne dit rien de l'influence de la contraction
musculaire sur la production de ce genre de luxation.

Astley Cooper pense que la luxation sous-épineuse est produite par les tractions que les muscles grand, rond et très-large (grand dorsal), du
dos exercent sur l'humérus tandis que la tête de

cet os est poussée violemment sur le rebord de la cavité glénoïde. Ainsi chargée de cette cavité la tête humérale se porte en arrière et vient se placer dans la fosse sous-épineuse immédiatement au-dessous de l'acromion.

Cet auteur, comme on le voit, fait agir les muscles concurremment avec le choc comme causes de la luxation. Nous sommes plutôt de l'avis de Nélaton, qui admet que la luxation se produit par cause directe à la suite d'une chute sur le moignon de l'épaule : « Dans ce cas, dit-il, la violence extérieure représentée par le poids du corps et la vitesse de sa chute, chasse directement la tête humérale dans la fosse sous-épineuse, pourvu que le choc s'exerce d'avant en arrière sur la partie antérieure de l'épaule. »

Et plus loin le même auteur ajoute : « En résumé, nous croyons la contraction musculaire incapable de produire une luxation de l'humérus; il faut cependant excepter le cas où la capsule aurait été préalablement distendue ou déchirée, comme cela se voit chez des sujets qui ont eu plusieurs fois une des articulations humérales luxée, et alors il est vraisemblable que le déplacement est dû à la contraction du muscle deltoïde. »

Cette manière de voir est très-juste. On comprend facilement qu'un choc violent ou une chute sur le moignon de l'épaule peut suffire pour produire la luxation sans qu'il y ait besoin de l'intervention des forces musculaires. Dans la plupart des cas que nous avons cités, la luxation a été le résultat d'une chute et non d'un effort musculaire. Sans doute au moment de la chute, par un effort instinctif, on porte en arrière l'épaule menacée. Il y a alors contraction des muscles qui dirigent l'épaule en arrière et en dehors, c'est-à-dire des muscles *grand dorsal et grand rond, sous-épineux et petit rond* ; mais cette contraction, quelque énergique qu'elle soit, doit être néanmoins regardée comme impuissante à rompre la capsule et à produire les luxations, et nous en avons la preuve dans les mouvements violents que les enfants et même les grandes personnes font en se rejetant en arrière à la vue d'un danger.

Ainsi nous croyons que la luxation sous-épineuse se produit le plus souvent par suite d'une chute sur l'épaule, et que les muscles seuls sont impuissants à la déterminer, mais nous croyons que ceux-ci agissent dans les cas de luxations incomplètes, en parachevant pour ainsi dire la luxation, car il peut arriver que la tête de l'humérus s'arrête sur le rebord de la cavité glénoïde, les muscles entrant alors en action attirent la tête humérale dans la fosse sous-épineuse et l'y fixent d'une manière stable. La contraction musculaire entre pour beaucoup dans la permanence des luxations, ainsi que le dit M. Després dans la relation de son observation (*Gazette des hôpitaux*, déjà citée); c'est elle aussi qui fait souvent échouer les tentatives de réduction les mieux dirigées; mais nous le répétons, elle maintient la luxation, la complète : elle ne la produit pas.

Ces causes que nous venons de reconnaître à la luxation sous-épineuse peuvent être légèrement modifiées: c'est ainsi que dans le cas cité par M. Després et dans celui observé dernièrement à Lariboisière, dans le service de M. Tillaux et recueilli par MM. Rowlatt et Artaud, les malades ayant sous le bras, l'un un collier, l'autre un paquet de linge, nous devons supposer que la chute a eu lieu sur le coude, car si elle avait eu lieu autrement, il n'y aurait probablement pas eu luxation. Si notre supposition est vraie, ce que nous croyons, le bras a été porté par le choc dans l'adduction forcée, en même temps que la tête humérale, placée par le fait même de l'adduction sur le rebord inférieur et postérieur de la cavité glénoïde était lancée dans la fosse sous-épineuse.

D'autre part, dans le cas de luxation sous-épineuse observé en 1867 à l'hôpital Saint-Antoine par M. Tillaux, nous voyons que la torsion est également une cause de cette luxation. La torsion agit ici comme une force éloignant la tête humérale de la cavité glénoïde et la projetant en arrière avec plus de force et de rapidité.

On a essayé de reproduire sur le cadavre de semblables luxations.

Malgaigne le premier essaya de la reproduire, mais il ne nous dit pas de quelle façon il opéra.

A la suite du cas qu'il observa en 1865, M. Després chercha aussi à produire sur le cadavre ce genre de luxation. Voici quels furent les résultats de ses recherches. « Il nous a été impossible, dit-il, de produire la luxation par une adduction forcée ou par des percussions violentes sur le coude, et c'est seulement après avoir ouvert la capsule en arrière que nous avons pu reproduire une luxation. Celle-ci était en tout semblable à celle qui a été observée sur notre malade (obs. 14). La tête humérale se plaçait sous l'acromion qu'elle débordait en arrière ; la luxation se réduisait très-facilement en laissant retomber le bras.

« M. B. Anger, ajoute M. Desprès, a reproduit sur un cadavre cette luxation et il l'a obtenue sans inciser la capsule. Après avoir fait maintenir le tronc du cadavre, il a porté le bras dans l'élévation et a fait basculer la tête humérale autour de l'acromion comme point d'appui. La capsule s'est déchirée et, en ramenant le bras dans sa direction normale, il a obtenu une luxation en avant, puis en portant le bras dans l'adduction et la rotation en dedans, la luxation sous-épineuse a été produite comme dans la première expérience. C'était bien la même luxation que celle de notre malade, et dans cette épreuve sur le cadavre, comme la première fois, la luxation se réduisait facilement. » (*Gazette des hôpitaux*, déjà citée.)

Enfin M. Tillaux, se basant sur la luxation sous-épineuse par torsion qu'il avait observée en 1867 à l'hôpital Saint-Antoine, essaya de la reproduire par le même mécanisme et il y réussit.

Qu'on nous permette maintenant de dire quelques mots de diverses causes, qui, bien qu'appartenant à toutes les luxations de l'épaule en général, trouvent leur plan dans l'étiologie des luxations sous-épineuses.

Les luxations dues à la paralysie des muscles de l'épaule ne dépassent que rarement le degré de la subluxation : le plus souvent elles remontent aux premiers temps de la vie.

Lorsque la paralysie est incomplète, la luxation ne s'opère que par le jeu des muscles et se réduit par le seul poids du membre. (Dans les deux seuls exemples que je connaisse, dit Malgaigne, la luxation se faisait en arrière.)

Ambroise Paré et J.-L. Petit ont admis qu'il peut se produire des luxations du bras pendant l'accouchement, et l'on comprend parfaitement la possibilité d'un pareil accident, mais y a-t-il dans ce cas des luxations sous-épineuses. Il en existe des observations.

V. Duval parle d'une luxation sous-épineuse que la mère attribuait à des tractions violentes exercées sur le bras pendant l'accouchement.(*Revue des spécialités*, 1843, p, 227.)

Notta parle d'un fait analogue observé sur un enfant extrait par le forceps lors de l'accouchement. (*Revue médico-chirurgicale*, t. XIII, p. 213.)

Enfin disons pour terminer que certains états morbides peuvent préparer ou favoriser ce genre de déplacement.

SYMPTOMATOLOGIE ET DIAGNOSTIC.

Un fait capital dans l'histoire de cette luxation, et sur lequel nous nous permettrons de trouver que Nélaton dans sa *Pathologie chirurgicale* n'insiste pas assez, c'est la saillie que forme la tête humérale dans la fosse sous-épineuse sous l'aspect d'une *tumeur considérable, arrondie, très-dure,* obéissant aux mouvements de rotation que l'on imprime au bras. Ce signe seul permettrait de porter le diagnostic de luxation sous-épineuse.

M. Després regarde comme fausse l'observation 101 d'Astley Cooper (obs. 3) et dit qu'il n'y avait pas luxation sous-épineuse. Nous hésitons beaucoup à émettre un avis contraire à celui de M. Després, mais cependant nous ferons remarquer qu'Ast. Cooper, outre les autres symptômes indiqués par lui, ajoute *qu'en plaçant la main sur la face postérieure du scapulum et en faisant tourner le bras, on sentait la tête de l'humérus qui obéissait à ce mouvement.* Il y avait peut-être luxation sous-épineuse incomplète, mais il y avait bien réellement luxation.

Comme autres symptômes physiques, nous placerons en seconde ligne la saillie considérable que forme l'acromion et la dépression profonde qui existe au-dessous de cette apophyse. Cette saillie, à peu près constante, est très-manifeste : elle est en raison directe de l'excavation sous-acromiale qui elle-même n'est produite que par le retrait de la tête humérale.

Dans son observation (obs. 14), M. Desprès a senti l'apophyse coracoïde presque en entier et il a été impossible à M. Sédillot de mettre le doigt sur la cavité glénoïde.

Nous trouvons en troisième lieu dans cette luxation un affaissement de [l'épaule, moins marqué peut-être que dans les autres luxations de l'humérus. On a aussi constaté (obs. XVII) un rapprochement du moignon de l'épaule de la ligne médiane, mais ce rapprochement n'est qu'une conséquence de la déformation du membre.

En outre (observ. XII), la hauteur de la paroi antérieure du creux de l'aisselle est moindre qu'à l'état normal; la fosse sous-claviculaire est effacée, ainsi qu'une partie de la fosse sus-claviculaire; la face supérieure de l'épaule est élargie en forme de quadrilatère; la face postérieure présente au dedans de la tête humérale une forte dépression qui correspond à la partie supéro-externe de la fosse sous-épineuse.

Si maintenant nous voulons étudier la position du membre et les mouvements qu'on peut lui faire exécuter, nous verrons que toujours le bras est dans la rotation en dedans, qu'il est inerte et appliqué contre le corps. Dans l'observation de M. Desclaux, cité par Malgaigne, il est dit cependant que le bras était placé horizontalement au devant de la partie supérieure et antérieure de la poitrine (observ. XIII). Mais Malgaigne ajoute que « la position étrange du bras tenait sans doute à la tension de quelque partie de la capsule. »

L'avant-bras, lui aussi, participe du changement de position du bras, et d'après l'observation IV (102 d'Astley Cooper) l'avant-bras était dans la rotation, en dedans tandis qu'il était dans la promotion sur le malade observé par M. Desprès).

Quant aux mouvements, on peut dire d'une manière générale que l'élévation et l'abduction sont nulles. Les mouvements en avant et en arrière sont très-limités, sinon impossibles.

Néanmoins, dans l'observation VI (104 d'Astley Cooper), ils étaient libres. La rotation est quelquefois conservée, ainsi que l'adduction ; la pronation et la supination sont à peu près complètes. Sur le malade de M. Sédillot, la supination de la main était impossible.

Un autre élément de diagnostic est l'allongement

du membre. M. Sédillot, le premier, a procédé à cette mensuration répétée dans l'observation XVI.

Cas de M. Sédillot.

Distance du sommet de l'olécrâne à l'acromion plus longue d'un pouce du côté malade que du côté sain.

Observation XVI.

Distance du sommet de l'olécrâne au bord externe de l'acromion plus longue de 12 millim. du côté malade que du côté sain.

M. Sédillot avait également trouvé que la distance du rachis au bord externe de l'épaule était diminuée. Dans l'observation XVI, au contraire, on constata que la distance de l'angle inférieur de l'omoplate au rachis était de 3 centimètres plus longue du côté malade que du côté sain.

En résumé, si nous voulions assigner une place à chacun des éléments de diagnostic indispensables pour reconnaître une luxation sous-épineuse, nous les rangerions dans l'ordre suivant:

1º A. — Présence dans la fosse sous-épineuse de la tête humérale formant une *tumeur dure arrondie, obéissant aux mouvements de rotation que l'on imprime au bras.*

B. — En dedans de cette tumeur forte dépression.
2º Saillie formée par l'acromion.
3º Depression sous-acromiale
4º Aplatisssement de l'epaule.
5º Mouvements d'élévation et d'abduction impossibles.

Les symptômes que nous avons énumérés précédemment devront faire distinguer la luxation sous-épineuse des autres luxations de l'articulation scapulo-humérale. Il est quelques autres lésions avec lesquelles on pourrait peut-être la confondre ; nous allons les passer brièvement en revue.

1° *La contusion de l'épaule*. — Ici les mouvements au bras sont conservés, les deux membres ont la même longeur ; il n'y a pas de saillie anormale.

2° Certains cas de *luxation sus-acromiale* de la clavicule, par la déformation du moignon de l'épaule, pourraient faire croire à l'existence d'une luxation sous-épineuse, mais les mouvements de l'articulation scapulo-humérale sont conservés, et la saillie anormale de la tête de l'humérus n'existe pas.

3° La fracture de l'extrémité supérieure de l'humérus peut être prise pour une luxation. Mais, dans la fracture, le fragment supérieur est sous l'acromion, il n'y a pas de dépression sous-acromiale ; de plus le bras est raccourci.

4° La paralysie du deltoïde qui s'accompagne d'une certaine déformation de l'épaule diffère tellement par tous ses autres signes de la luxation sous-épineuse qu'il est inutile d'insister sur ce point.

PRONOSTIC.

En général, la luxation sous-épineuse ne présente pas une grande gravité. Si elle est récente, elle se réduit facilement et le membre reprend habituellement l'intégrité de ses mouvements.

Diverses complications (fractures, lésions de vaisseaux et de nerfs, issue de la tête humérale à travers les téguments) doivent influer sur le pronostic que doit porter le chirurgien. Ajoutons que les luxations sous-épineuses non réduites sont plus graves que les autres, en raison du peu d'étendue des mouvements dont le nombre est très-limité : nous avons dit que les mouvements d'élévation et d'abduction sont impossibles.

RÉDUCTION DE LA LUXATION.

En général, la réduction de la luxation sous-épineuse ne présente pas de très-grandes difficultés une fois cependant (observ. XI) elle a été assez laborieuse pour l'opération.

Astley Cooper dans ses observations nous apprend lui-même comment il réduisait : « Pour réduire, dit-il, on fit la contre-extension et l'on maintint au moyen d'une large serviette la partie du scapulum qui n'était pas occupée par l'humérus. Une extension graduelle du membre fut pratiquée directement en dehors, et alors, le bras étant porté lentement en avant, on entendait la tête de l'os rentrer dans sa cavité articulaire (observ. 101 d'Astley Cooper).

Et plus loin : « Je plaçai le bras dans l'extension et je lui fis exécuter un mouvement de rotation en dehors ; puis élevant aussi haut que possible je portai la tête de l'os déplacé vers l'aisselle. Alors retenant l'os dans cette position et ayant donné avec précaution au membre la position horizontale, je fis l'extension, aidé d'un autre chirurgien, et la réduction s'opéra facilement (observ. 103 d'Astley Cooper).

Sur le malade qu'il eut dans son service, et qui mourut des suites de ses nombreuses blessures, Malgaigne constata que la luxation se réduisait quand on portait le coude en arrière et le bras dans la rotation en dehors. C'est ce que l'on constatait également sur le malade qui fait l'objet de l'observation XVI.

M. Desprès (observ. XIV) réduisit de la manière suivante : « Le malade, couché dans son lit, a été chloroformisé jusqu'à résolution complète et des tractions exercées par un aide ont été faites sur l'avant-bras étendu dans une direction parallèle à l'axe du corps ; une contre-extension était produite au moyen d'une alèze passée en cravate sous l'aisselle. Le chirurgien tirait le bras en dehors pour l'écarter du tronc. La luxation s'est réduite en faisant entendre un bruit de frottement plus long que ne l'est d'habitude le choc qui accompagne la réduction des luxations. »

Seul, M. Sédillot réduisit avec peine la luxation sous-épineuse qu'il a signalée dans un mémoire adressé à l'Académie des sciences. Mais la luxation avait d'abord été méconnue ; elle datait de long-temps : les muscles agissaient pour la maintenir. Aussi ne doit-on pas s'étonner de voir cet habile chirurgien échouer dans ses tentatives de réduction. Il fut obligé de se servir d'un appareil spécial, qu'il imagina lui-même, et dont nous avons donné plus haut la description. Encore ce ne fut qu'après deux essais qu'il parvint à réduire.

En résumé, nous voyons que la luxation sous-épineuse peut se réduire de deux manières :

1° En faisant l'extension directe sur le bras, tout en portant celui-ci en dehors. La contre-extension est opérée par quelques aides sur la partie antérieure de l'épaule ; peu à peu les muscles se fatiguent et la tête humérale rentre dans la cavité.

2° En plaçant le bras dans l'extension horizontale. On lui fait exécuter un mouvement de rotation en dehors, puis, en l'élevant aussi haut que possible on voit la tête de l'humérus s'abaisser graduellement et rentrer dans la cavité gténoïde.

Enfin dans les cas exceptionnels où la réduction ne s'obtient pas par ces deux procédés, on peut se servir d'un appareil ainsi que l'a fait M. Sédillot ; mais comme il n'en existe pas de spécial, la fabrication de ce dernier est entièrement soumise à l'imagination de l'opérateur.

CONCLUSIONS.

La luxation sous-épineuse quoique très-rare a été observée assez souvent pour que les symptômes tirés des diverses observations que l'on possède de cet accident permettent de le distinguer des autres luxations de l'épaule et des diverses lésions de l'articulation scapulo-humérale.

I. Elle reconnaît pour causes un traumatisme violent de l'épaule, chute, torsion, etc.

II. La contraction musculaire maintient complète la luxation sous-épineuse, elle ne la produit pas.

III. Les symptômes sont d'abord et surtout la présence dans la fosse sous-épineuse d'une tumeur *dure, arrondie*, obéissant aux mouvements de rotation que l'on imprime au bras (cette tumeur est la tête humérale), puis un aplatissement de l'épaule, saillie de l'acromion, etc.

IV. Les moyens de réduction consistent dans une application spéciale des moyens ordinaires : extension, contre-extension, et dans l'emploi d'appareils particuliers pour les cas exceptionnels.

Paris. A. Parent, imprimeur de la Faculté de Médecine, rue Mr-le-Prince, 31.

9 782329 114439